AF349443

Autoevaluación en anestesia para cirugía de carcinomatosis peritoneal

Diego Fuentes García

ISBN papel: 978-84-686-4597-1

ISBN digital: 978-84-686-4598-8

Impreso en España

Editado por Bubok Publishing S.L

La cirugía de la carcinomatosis peritoneal ha supuesto en los últimos años un nuevo abordaje terapéutico para diversos tumores.

En este libro se proponen diversas preguntas de autoevaluación tipo test, para mejorar los conocimientos adquiridos tras la lectura del libro "Anestesia en la cirugía de carcinomatosis peritoneal: conceptos básicos para el anestesiólogo".

Su lectura conjunta permitirá conocer, de forma básica y actualizada, los principales retos a los que se enfrenta el anestesiólogo durante el manejo perioperatorio de estos pacientes.

El Autor.

Índice

1

Introducción

CUESTIONES CAPÍTULO 1

1. La cirugía de carcinomatosis peritoneal ha supuesto un nuevo avance para diversas entidades neoplásicas. Señale la respuesta incorrecta:
   - a) Carcinomatosis por neoplasias abdominales
   - b) Carcinomatosis por neoplasias pélvicas
   - c) Pseudomixoma peritoneal
   - d) Carcinomatosis por neoplasias cerebrales
   - e) Tumores peritoneales primarios

2. La fase de quimioterapia hipertérmica intraperitoneal requiere de temperaturas que alcanzan:
   - a) 37 a 40° C
   - b) 38 a 41° C
   - c) 39 a 42° C
   - d) 40 a 43° C
   - e) 41 a 44° C

3. Hace ocho años, la supervivencia que se lograba en estos pacientes era de entre:

- a) Cuatro y seis meses

- b) Cinco y siete meses

- c) Seis y ocho meses

- d) Seis y ocho años

- e) Siete y nueve semanas

4. En 2013, los centros nacionales que aplicaban esta subespecialidad terapéutica como centros de referencia eran:

- a) 10

- b) 11

- c) 12

- d) 13

- e) 14

5. Es necesario un equipo multidisciplinar compuesto generalmente por (señale la incorrecta):

- a) Cirujano general

- b) Perfusionista

- c) Anestesiólogo

- d) Oncólogo

- e) Pediatra

6. El manejo anestésico en esta subespecialidad quirúrgica:

- a) Cuenta con abundante información bibliográfica

- b) No presenta dudas ni controversias

- c) Es similar al manejo anestésico en la cirugía traumatológica

- d) Adolece de información insuficiente en la literatura anestesiológica

- e) Es muy conocido por los profesionales

Respuestas: 1:d, 2:d, 3:c, 4:c, 5:e, 6:d.

2

Epidemiología

CUESTIONES CAPÍTULO 2

1. Señale la respuesta incorrecta:

   - a) La carcinomatosis peritoneal se extiende por el peritoneo secundario sólo a tumores ginecológicos

   - b) Cada año se diagnostican 140000 cánceres colorrectales en Estados Unidos.

   - c) Un 60% de neoplasias ováricas se presentan en estadío avanzado.

   - d) La aplicación de HIPEC es todavía infrecuente.

   - e) Las neoplasias ginecológicas suelen ser ováricas.

2. En los pacientes con carcinomatosis secundaria a cáncer colorectal, la cirugía citorreductora + HIPEC:

   - a) La supervivencia media llega a 12 meses.

   - b) Con quimioterapia sistémica llega a 22 meses.

   - c) La supervivencia media es de 22 meses.

   - d) Con quimioterapia sistémica llega a 32 meses.

- e) La supervivencia media llega a 32 meses.

3. Se ha descrito que en pacientes con carcinomatosis peritoneal ovárica sometidos a quimioterapia sistémica a los que se aplica esta técnica, consiguen un incremento en la supervivencia de hasta:

   - a) 19 meses

   - b) 19,5 meses

   - c) 20 meses

   - d) 20,5 meses

   - e) 21 meses

4. Los tumores peritoneales primarios son por lo general:

   - a) Mesoteliomas malignos peritoneales difusos

   - b) Mesoteliomas pleurales

   - c) Carcinomas apendiculares

   - d) Adenocarcinomas de endometrio

   - e) Fibrosarcomas

5. La tasa de supervivencia a 5 años del mesotelioma maligno peritoneal difuso sometido a cirugía citorreductora + HIPEC alcanza un:

   - a) 44%

- b) 45%

- c) 46%

- d) 47%

- e) 48%

6. La carcinomatosis peritoneal inicialmente:

    - a) Es muy dolorosa

    - b) Presenta dolor referido

    - c) Presenta dolor neuropático

    - d) Es asintomática

    - e) Presenta caquexia y desnutrición marcada

7. Entre los factores de riesgo identificados con una mayor morbilidad no se encuentra:

    - a) ASA > III

    - b) Duración >10 horas

    - c) PCI > 11

    - d) Transfusión > 6 U.

    - e) Ileostomía

8. En términos generales se puede concluir que la morbilidad oscila entre:

    - a) 0% y 9%

- b) 5% y 35%
- c) 27% y 65%
- d) 2% y 19%
- e) 12% y 24%

Respuestas: 1:a, 2:c, 3:b, 4:a, 5:d, 6:d, 7:c, 8:c

3
Abordaje y técnica quirúrgica

CUESTIONES CAPÍTULO 3

1. La técnica de cirugía citorreductora no incluye:
   - a) Omentectomía
   - b) Pelviperitonectomía
   - c) Linfadenectomía axilar
   - d) Linfadenectomía paraaórtica
   - e) Peritonectomía diafragmática

2. Entre los pacientes con carcinomatosis de origen colorrectal que son candidatos óptimos para recibir la cirugía citorreductora con HIPEC no se encuentran:
   - a) Pacientes con menos de 3 metástasis hepáticas pequeñas
   - b) Ausencia de obstrucción biliar
   - c) Buena respuesta a quimioterapia sistémica
   - d) Alergia a la dexametasona
   - e) Las tres primeras respuestas son verdaderas

3. En el cáncer de ovario, se acepta actualmente como "citorreducción quirúrgica óptima" los restos tumorales iguales o inferiores a:

- a) 2,5 cm

- b) 2 cm

- c) 1,5 cm

- d) 1 cm

- e) 0,5 cm

4. Entre los criterios de exclusión de cirugía citorreductora no se encuentran:

- a) Edad > 70 años

- b) ASA IV

- c) Deterioro cardíaco o pulmonar significativo

- d) Enfermedad renal preoperatoria

- e) Edad > 60 años

5. El protocolo de cirugía citorreductora no suele incluir:

- a) Canalización ureteral

- b) Canalización de la vena safena externa

- c) Laparotomía media supra e infraumbilical

- d) Drenajes aspirativos

- e) Lavados repetidos de la cavidad abdominal

6. La quimioterapia hipertérmica intraperitoneal HIPEC suele presentar mejores resultados si se aplica:

- a) Antes de la cirugía citorreductora

- b) Después de las anastomosis gastrointestinales

- c) Después del alta de la Unidad de Reanimación

- d) Antes de las anastomosis gastrointestinales

- e) Antes de la canalización ureteral

7. Dentro de los principales procedimientos quirúrgicos realizados en nuestro medio, destacan los siguientes (señale la falsa):

- a) Omentectomía mayor 24%

- b) Rectosigmoidectomía 6%

- c) Resección parcial Glisson 6%

- d) Colectomía subtotal 5%

- e) Linfadenectomía pélvica 4%

8. La duración media del procedimiento quirúrgico, según un reciente estudio multicéntrico, fue de:

- a) 6,8 horas

- b) 7,8 horas

- c) 8,8 horas

- d) 9,8 horas

- e) Todas las anteriores son falsas

Respuestas: 1:c, 2:d, 3:d, 4:e, 5:b, 6:d, 7:d, 8:c

4

Quimioterapia intraperitoneal

CUESTIONES CAPÍTULO 4

1. La perfusión caliente intraperitoneal de fármacos citostáticos:
   - a) Maximiza la exposición tumoral al agente quimioterápico
   - b) Los fármacos tienen elevado peso molecular
   - c) Se alcanzan altas concentraciones del fármaco
   - d) La concentración es 20-1000 veces mayor que la plasmática
   - e) Todas son ciertas

2. Los mecanismos citotóxicos de los fármacos antitumorales durante la HIPEC no incluyen:
   - a) Inhibición de la reparación de ADN
   - b) Activación de proteínas mediante el calor
   - c) Desnaturalización de proteínas
   - d) Leucocitosis
   - e) Estimulación inmunológica antitumoral

3. En la técnica de abdomen cerrado:

- a) Una cánula de entrada se sitúa generalmente a nivel umbilical

- b) Logra una menor expansión de células tumorales en la cavidad intraabdominal

- c) Suele extenderse entre 120 y 160 minutos

- d) Hay bajo riesgo de exposición ambiental

- e) Todas son falsas

4. Durante la fase HIPEC (señale la falsa):

- a) No es necesaria la presencia de personal en quirófano

- b) La solución de perfusión avanza mediante un circuito de rodillos

- c) La temperatura puede alcanzar los 43° C

- d) Se requiere protección con mascarilla y guantes

- e) Todas son ciertas

5. En cuanto a los protocolos de quimioterapia intraperitoneal utilizados es falso que:

- a) La mitomicina C tiene una concentración de 20 mg/m2.

- b) El cisplatino tiene una concentración de 60 mg/m2

- c) El paclitaxel tiene una concentración de 60 mg/m2

- d) Todas son ciertas

- e) Todas son falsas

6. Con respecto a la toxicidad de los agentes citostáticos es falso que:

    - a) La mitomicina C se asocia a neumonitis intersticial

    - b) La doxorrubicina se asocia a cardiomiopatía

    - c) La doxorrubicina se asocia a neurotoxicidad

    - d) Los análogos del platino se asocian a hipersensibilidad aguda

    - e) Todas son falsas

7. Las soluciones de perfusión:

    - a) El heta-almidón permite una exposición citostática prolongada del tumor

    - b) La mayoría de centros usa soluciones hipotónicas con dextrosa al 1,5%

    - c) La solución de dextrosa al 5% no se asocia a hiperglucemia

    - d) Agravan claramente la morbilidad y mortalidad

    - e) La hiponatremia hipovolémica se trata con diuréticos

8. La toxicidad de la mitomicina C (señale la falsa):

-   a) Se produce por daño en el endotelio mesenquimal

-   b) Produce leucopenia postoperatoria

-   c) Altera la cicatrización de heridas

-   d) Las cifras de mitomicina C detectadas en filtros suelen superar con creces el máximo estipulado

-   e) Se asocia a dehiscencia de suturas

Respuestas: 1:e, 2:d, 3:e, 4:a, 5:b, 6:c, 7:a, 8:d

5
Manejo anestésico

CUESTIONES CAPÍTULO 5

1. Entre los mecanismos fisiológicos que acontecen normalmente durante la cirugía citorreductora con HIPEC no se encuentra:
   - a) Coagulopatía
   - b) Hipertermia
   - c) Aumento del índice cardíaco
   - d) Disminución del consumo de oxígeno
   - e) Descenso de resistencias vasculares sistémicas

2. En la evaluación preoperatoria:
   - a) El riesgo cardíaco es comparable a otros pacientes con cirugía mayor abdominal
   - b) No es necesario realizar análisis bioquímicos
   - c) El fracaso renal agudo es irreversible
   - d) Todas son ciertas
   - e) Todas son falsas

3. La realización de ecocardiografía se realiza de forma rutinaria en un porcentaje de enfermos, ¿cuál?:

- a) 20%

- b) 21%

- c) 22%

- d) 23%

- e) 24%

4. En el manejo anestésico intraoperatorio, señale la falsa:

- a) El propofol se emplea en la inducción a dosis de 2-2,5 mg por Kg

- b) Nunca se requieren relajantes musculares

- c) Es común el uso de halogenados como el sevoflurano

- d) Se utilizan analgésicos como el remifentanilo

- e) En la mayoría de centros se utiliza línea arterial

5. En el manejo anestésico intraoperatorio, señale la respuesta correcta:

- a)Rara vez se emplean catéteres venosos centrales

- b) Para monitorizar el gasto cardíaco no se suele emplear el análisis de la onda del pulso

- c) En un 17% de centros se usa ecocardiografía transesofágica intraoperatoria

- d) Las líneas arteriales pueden facilitar la obtención de muestras para gasometría arterial

- e) Todas son falsas

6. Con respecto a la fluidoterapia intraoperatoria:
   - a) Un 55% de centros emplea soluciones de albúmina humana
   - b) Ya en la fase de cirugía citorreductora puede caer la albúmina hasta 15,7 gramos por dL
   - c) Se emplean soluciones salinas isotónicas
   - d) Se emplean cristaloides como el lactato de Ringer
   - e) Todas son ciertas

7. En cuanto a la monitorización de la temperatura:
   - a) Se emplean calentadores de aire forzado en el 41% de centros
   - b) Se emplean colchones de agua en el 79% de centros
   - c) El 62% emplea métodos de enfriamiento activo en la fase HIPEC
   - d) El objetivo es mantener la temperatura central por encima de 39,2° C
   - e) Todas son ciertas

8. En referencia a la analgesia peri y postoperatoria:

- a) Son útiles analgésicos como el metamizol

- b) Son útiles analgésicos como el paracetamol

- c) La analgesia epidural torácica se emplea en el 72% de centros

- d) Una alternativa es el cloruro mórfico intratecal

- e) Todas son ciertas

Respuestas: 1:d, 2:a, 3:e, 4:b, 5:d, 6:e, 7:c, 8:e

6

Aspectos hemodinámicos

CUESTIONES CAPÍTULO 6

1. La necesidad de altos requerimientos hídricos no es debida a:
   - a) Drenaje del líquido ascítico
   - b) Cirugía prolongada
   - c) Canalización ureteral
   - d) Gran exposición de órganos internos
   - e) Efectos cardiovasculares de la HIPEC

2. Normalmente en las intervenciones de cirugía mayor abdominal la tasa de reposición hídrica es de:
   - a) 4-6 ml por Kg y hora
   - b) 6-8 ml por Kg y hora
   - c) 8-10 ml por Kg y hora
   - d) 10-12 ml por Kg y hora
   - e) 12-14 ml por Kg y hora

3. En cuanto a los dispositivos de monitorización hemodinámica se encuentran:

- a) Análisis de la onda del pulso

- b) Catéter de arteria pulmonar

- c) Doppler esofágico

- d) Ecocardiografía transesofágica

- e) Todas son ciertas

4. El sistema Vigileo ® permite la evaluación de los siguientes parámetros hemodinámicos (señale la falsa):

- a) GC

- b) DC

- c) IC

- d) VVS

- e) IRVS

5. Señale la respuesta correcta en cuanto a los cambios en los parámetros hemodinámicos:

- a) Disminución de temperatura en la fase HIPEC

- b) Aumento del gasto cardíaco

- c) Disminución de la frecuencia cardíaca

- d) Disminución de la contractilidad

- e) Vasoconstricción periférica

6. El aumento del agua extravascular pulmonar:

- a) Se puede medir por métodos de termodilución

- b) Es frecuente en cirugía citorreductora agresiva

- c) Aparece en pacientes con niveles de albúmina plasmática disminuidos

- d) Puede indicar edema pulmonar de origen no cardiogénico

- e) Todas son ciertas

7. En referencia a la influencia de los agentes quimioterápicos:

- a) El cisplatino no es cardiotóxico

- b)El cisplatino produce taquicardia supraventricular

- c) La taquicardia por cisplatino es reversible con amiodarona

- d) Aumenta la pérdida renal de magnesio con cisplatino

- e) El intervalo QT se acorta

8. Durante la fase HIPEC acontecen cambios hemodinámicos entre los que se encuentra:

- a) Desplazamiento craneal del diafragma

- b) Aumento de la capacidad funcional residual

- c) Disminución de la presión en vía aérea

- d) Todas son falsas

- e) Todas son ciertas

Respuestas: 1:c, 2:b, 3:e, 4:b, 5:b, 6:e, 7:d, 8:a

7

Hemostasia

CUESTIONES CAPÍTULO 7

1. La utilización de protocolos preventivos de coagulopatía se desarrolla en una proporción de centros, ¿cuál?
   - a) 42%
   - b) 52%
   - c) 62%
   - d) 72%
   - e) 82%

2. La primera opción en caso de coagulopatía establecida para el 90% de centros es:
   - a) Concentrado de factores
   - b) Plasma fresco congelado
   - c) Crioprecipitados
   - d) Concentrado de fibrinógeno
   - e) Concentrado de hematíes

3. El uso de recuperadores de sangre durante la cirugía de carcinomatosis peritoneal:

   - a) Precisan de irradiación posterior con 50 Gray

   - b) Permite hematíes morfológicamente intactos

   - c) Permiten bajos niveles de potasio

   - d) Todas son ciertas

   - e) Las dos primeras son ciertas

4. En cuanto al origen de las alteraciones hemostáticas se ha postulado:

   - a) Gran recambio hídrico

   - b) Baja tasa de pérdida de proteínas

   - c) Hemoconcentración

   - d) No influencia de la quimoterapia hipertérmica

   - e) Ninguna es cierta

5. En cuanto a los métodos de evaluación (señale la falsa):

   - a) El 93% utiliza test clásicos de coagulación

   - b) El 21% utiliza tromboelastografía

   - c) El ACT se usa raramente

   - d) Suelen realizarse cada 2-4 h durante la cirugía

   - e) El 41% utiliza estudios de agregometría

6. De las alteraciones descritas en la coagulación es cierto:

- a) Aumento de antitrombina III
- b) Aumento de fibrinógeno
- c) Acortamiento de TTPA
- d) Disminución de plaquetas
- e) Disminución de INR

7. La tromboelastometría puede identificar procesos de (señale la falsa):

- a) Hipercoagulabilidad
- b) Hiperfibrinolisis
- c) Deficiencia de factor XIII
- d) Trombopenia
- e) Hiperlipemia

8. Dentro de las alteraciones de los parámetros tromboelastométricos, es frecuente la aparición de (señale la falsa):

- a) Descenso de MCF en fibTEM
- b) Aumento de MCF en fibTEM
- c) Descenso de ángulo α en exTEM
- d) Descenso de MCF en exTEM
- e) Todas son falsas

9. Otros factores que pueden influir en la coagulopatía pueden ser:

- a) Deterioro plaquetario por la fase HIPEC
- b) Corticoides administrados
- c) Acidosis metabólica
- d) Descenso de los niveles de calcio plasmático
- e) Todas son ciertas

Respuestas: 1:c, 2:b, 3:d, 4:a, 5:e, 6:d, 7:e, 8:b, 9:e

8

Manejo postoperatorio

CUESTIONES CAPÍTULO 8

1. Tras la fase de quimioterapia hipertérmica intraperitoneal o HIPEC (señale la respuesta falsa de entre las siguientes):

    - a) El paciente es trasladado a la Unidad de Reanimación

    - b) El paciente es trasladado a la planta hospitalaria

    - c) Un 42% de los pacientes es extubado en el quirófano

    - d) La duración media de la ventilación mecánica en pacientes intubados es de 9 horas.

    - e) La duración global de la estancia en la Unidad de Reanimación es de 2,4 días.

2. En cuanto a la monitorización y vigilancia en la Unidad de Reanimación señale la respuesta correcta:

    - a) Monitorización de la función de órganos

    - b) Monitorización con pulsioximetría

    - c) Control de complicaciones intraoperatorias

    - d) Control del débito de drenajes

- e) Todas son ciertas

3. Con respecto a la fluidoterapia:
   - a) Las pérdidas de líquidos en las primeras 72 horas son bajas
   - b) Un 40% de las pérdidas suceden por vía aérea
   - c) Conviene disponer como mínimo de un catéter intravenoso periférico
   - d) Las pérdidas por tercer espacio alcanzan los 10 litros en 24 horas
   - e) Los niveles de albúmina sérica disminuyen

4. En cuanto a las complicaciones postoperatorias es cierto que pueden encontrarse:
   - a) Perforaciones intestinales
   - b) Dehiscencia de suturas anastomóticas
   - c) Fuga biliar
   - d) Trombosis venosa profunda
   - e) Todas son ciertas

5. La mayoría de pacientes es capaz de iniciar la tolerancia oral a la alimentación tras un período de:
   - a) 4 y 8 días
   - b) 5 y 9 días

- c) 6 y 10 días
- d) 7 y 11 días
- e) 8 y 12 días

6. En cuanto al manejo del dolor postoperatorio:
   - a) Un 69% de centros emplean la analgesia epidural torácica
   - b) Un 72% de centros emplean técnicas de PCA con opiáceos
   - c)A menudo se suplementa con analgésicos como el paracetamol
   - d) Todas son ciertas
   - e) Todas son falsas

7. Entre los inconvenientes de la técnica de analgesia epidural destacan (señale la opción falsa de entre las siguientes):
   - a) Incompleta analgesia en las zonas torácica y pélvica
   - b) Hematoma epidural
   - c) Absceso epidural
   - d) Hipotensión aguda
   - e) Hipertensión aguda

8. La incidencia de absceso epidural oscila entre:

-   a) 1:2139 y 1:47000

-   b) 1:3139 y 1:47000

-   c) 1:2139 y 1:37000

-   d) 1:2139 y 1:27000

-   e) 1:3139 y 1:37000

Respuestas: 1:b, 2:e, 3:e, 4:e, 5:d, 6:c, 7:e, 8:a

9

Conclusiones finales

CUESTIONES CAPÍTULO 9

1. Los desafíos a los que se enfrenta el anestesiólogo en los pacientes con cirugía citorreductora con HIPEC suelen ser (señale la opción falsa):
   - a) Pérdida de fluidos
   - b) Pérdida de proteínas
   - c) Hipertermia
   - d) Aumento de la presión intraabdominal
   - e) Disminución de la presión intraabdominal

2. El uso de analgesia epidural torácica suplementaria (señale la respuesta correcta):
   - a) Garantiza un adecuado tratamiento del dolor postoperatorio
   - b) Aumenta la tasa de ventilación mecánica postoperatoria
   - c) Aumenta la duración de la ventilación mecánica postoperatoria
   - d) Aumenta el consumo de opiáceos intravenosos en el postoperatorio

- e) Todas son falsas

3. En cuanto a las recomendaciones mínimas de manejo de monitorización intraoperatoria, señale la respuesta falsa de entre las siguientes:
    - a) Canalización de línea arterial
    - b) Canalización de línea venosa central
    - c) Monitorización del gasto cardíaco
    - d) Monitorización de la presión venosa central
    - e) Catéter de arteria pulmonar

4. En cuanto a las recomendaciones de manejo intraoperatorio en la fase HIPEC no se recomienda:
    - a) Control de temperatura con aire forzado
    - b) Optimización del volumen intravascular
    - c) Reducción de temperatura ambiental si la temperatura central supera los 37°C
    - d) Uso de inotropos o vasopresores
    - e) Monitorización estrecha de electrolitos

5. En cuanto a las recomendaciones de manejo postoperatorio no se recomienda:
    - a) Extubación precoz de todos los pacientes

- b) Evaluación de catéteres epidurales si existe alta sospecha de hematoma epidural

- c) Evaluación de catéteres epidurales si existe alta sospecha de absceso epidural

- d) Cama de cuidados críticos disponible

- e) Analgesia epidural y/o controlada por el paciente

Respuestas: 1:a, 2:a, 3:e, 4:c, 5:a.

10

Bibliografía

1. Fuentes García, D (2013). *Anestesia en la cirugía de carcinomatosis peritoneal: conceptos básicos para el anestesiólogo*. Madrid: Bubok Publishing, S.L.

2. Arakelian E, Gunningberg L, Larsson J, et al. Factors influencing early postoperative recovery after cytoreductive surgery and hyperthermic intraperitoneal chemotherapy. *Eur J Surg Oncol* 2011; 37:897-903.

3. Bell JC, Rylah BG, Chambers RW, Peet H, Mohamed F, Moran BJ. Perioperative management of patients undergoing cytoreductive surgery combined with heated intraperitoneal chemotherapy for peritoneal surface malignancy: a multi-institutional experience. *Ann Surg Oncol* 2012; 19:4244-51.

4. Bischof D, Dalbert S, Zollinger A, Ganter MT, Hofer CK. Thrombelastography in the surgical patient. *Minerva Anestesiol* 2010; 76:131-37.

5. Brohi K, Cohen MJ, Ganter MT, Schultz MJ, Levi M, Mackersie RC, et al. Acute coagulopathy of trauma: hypoperfusion

induces systemic anticoagulation and hyperfibrinolysis. *J Trauma* 2008; 64: 1211-7.

6. Celeen W, Peeters M, Houtmeyers C, Breusegem C, De Somer F, Pattyn P. Safety and efficacy of hyperthermic intraperitoneal chemoperfusion with high dose oxaliplatin in patients with peritoneal carcinomatosis. *Ann Surg Oncol* 2008; 15:535-41.

7. Cook TM, Counsell D, Wildsmith JA. Royal ollege of Anaesthetists Third National Audit Project. Major complications of central neuraxial block: report on the Third National Audit Project of the Royal College of Anaesthetists. *Br J Anaesth* 2009; 102:179-90.

8. Cooksley TJ, Haji-Michael P. Postoperative critical care management of patients undergoing cytoreductive surgery and heated intraperitoneal chemotherapy (HIPEC). *World J Surg Oncol* 2011; 9:169.

9. Esquivel J, Averbach A, Chua TC. Laparoscopic cytoreductive surgery and hyperthermic intraperitoneal chemotherapy in patients with limited peritoneal Surface malignancies: feasibility, morbidity and outcome in an early experience. *Ann Surg* 2011; 253:764-8.

10. Falcón-Araña L, Fuentes-García D, Hernández-Palazón J, Roca-Calvo MJ, Acosta-

Villegas F. Hydroxyethyl starch in the management of obstetric haemorrhage, friend of foe? *Br J Anaesth* 2012; 109:826-7.

11. Fenger-Eriksen C, Lindberg-Larsen M, Christensen AQ, Ingerslev J, Sorensen B. Fibrinogen concentrate substitution therapy in patients with massive haemorrhage and low plasma fibrinogen concentrations. *Br J Anaesth* 2008; 101:769-73.

12. Ganter MT, Hofer CK. Coagulation monitoring: Current techniques and current use of viscoelastic point-of-care coagulation devices. *Anesth Analg* 2008; 106:1366-75.

13. Hebert PC, Wells G, Blajchman MA, Marshall J, Martin C, Pagliarello G, et al. A multicenter, randomized, controlled clinical trial of transfusion requirements in critical care. *N Eng J Med* 1999; 340:410-7.

14. Jerremalm E, Hedeland M, Wallin I, Bondesson U, Ehrsson H. Oxaliplatin degradation in the presence of chloride: identification and cytotoxicity of the monochloro monooxalato complex. *Pharm Res* 2004; 21:891-4.

15. Macrì A. New approach to peritoneal surface malignancies. *World J Gastrointest Oncol* 2010; 2:9-11.

16. Mancebo-González A, Díaz-Carrasco MS, Cascales-Campos P, de la Rubia A, Gil-Martínez J. Cytoreductive surgery and hyperthermic intraperitoneal chemotherapy associated toxicity in treatment of peritoneal carcinomatosis. *Farm Hosp* 2012; 36:60-7.

17. Mythen MG, Webb AR. Perioperative plasma volume expansion reduces the incidence of gut mucosal hypoperfusion during cardiac surgery. *Arch Surg* 1995; 130:423-9.

18. Raft J, Parisot M, Marchal F, et al. Impact of the hyperthermic intraperitoneal chemotherapy on the fluid-electrolytes changes and on the acid-base balance. *Ann Fr Anesth Reanim* 2010; 29:676-81.

19. Raspe C, Piso P, Wiesenack C, Bucher M. Anesthetic management in patients undergoing hyperthermic chemotherapy. *Curr Op Anesthesiol* 2012; 25:348-55.

20. Rueth NM, Murray SE, Huddleston SJ, Abbott AM, Greeno EW, Kirstein MN, et al. Severe electrolyte disturbances after hyperthermic intraperitoneal chemotherapy: oxaliplatin versus mitomicin C. *Ann Surg Oncol* 2011; 18:174-80.

21. Saxena A, Yan TD, Chua TC, Morris DL. Critical assessment of risk factor for complications after cytoreductive surgery and

perioperative intraperitoneal chemotherapy for pseudomyxoma peritonei. *Ann Surg Oncol* 2010; 17:1291-301.

22. Schmidt C, Creutzenberg M, Piso P, Hobbhahn J, Bucher M. Perioperative anaesthetic management of cytoreductive surgery with hyperthermic intraperitoneal chemotherapy. *Anaesthesia* 2008; 63:389-95.

23. Spiliotis JD, Halkia EA, Efstathiou E. Peritoneal carcinomatosis 2011; it`s about time for chemosurgery. *J BUON* 2011; 16:400-8.

24. Spiliotis J, Vaxevanidou A, Sergouniotis F, Lambropoulou E, Datsis A, Christopoulou A. The role of cytoreductive surgery and hyperthermic intraperitoneal chemotherapy in the management of recurrent advanced ovarian cancer: a prospective study. *J BUON* 2011; 16:74-9.

25. Stuart OA, Stephens AD, Welch L, Sugarbaker PH. Safety monitoring of the coliseum technique for heated intraoperative intraperitoneal chemotherapy with mitomycin C. *Ann Surg Oncol* 2002; 9:186-91.

26. Sugarbaker PH, Alderman R, Edwards G, Marquardt CE, Guschin V, Esquivel J, et al. Prospective morbidity and mortality assessment of cytoreductive surgery plus perioperative intraperitoneal chemotherapy to

treat peritoneal dissemination of appendiceal mucinous malignancy. *Ann Surg Oncol* 2006; 13:635-44.

27. Synder G, Greenberg S. Effect of anaesthetic technique and other perioperative factors on cancer recurrence. *Br J Anaesth* 2010; 105:106-15.

28. Tang L, Mei LJ, Yang XJ et al. Cytoreductive surgery plus hyperthermic intraperitoneal chemotherapy improves survival of gastric cancer with peritoneal carcinomatosis: evidence from an experimental study. *J Transl Med* 2011; 9:53.

29. Teo M. Peritoneal-based malignancies and their treatment. *Ann Acad Med Singapore* 2010; 39:54-7.

30. Tsiftsis D, de Bree E, Romanos J, Petrou A, Sanidas E, Askoxylakis J, et al. Peritoneal expansion by artificially produced ascites during perfusion chemotherapy. *Arch Surg* 1999; 134:545-9.

31. Verwaal VJ, van Ruth S, de Bree E, van Sloothen GW, van Tinteren H, Boot H, et al. Randomized trial of cytoreduction and hyperthermic intraperitoneal chemotherapy versus systemic chemotherapy and palliative surgery in patients with peritoneal

carcinomatosis of colorectal cancer. *J Clin Oncol* 2003; 21:3737-43.

32. Wakeling HG, McFall MR, Jenkins CS, Woods WG, Miles WF, Barclay GR, et al. Intraoperative oesophageal Doppler guided fluid management shortens postoperative hospital stay after major bowel surgery. *Br J Anaesth* 2005; 95:634-42.

33. Webb CAJ, Weyker PD, Moitra VK, Raker RK. An overview of cytoreductive surgery and hyperthermic intraperitoneal chemoperfusion for the anesthesiologist. *Anesth Analg* 2013; 116:924-31.

34. Witkamp AJ, de Bree E, Van Goethem R, Zoetmulder FA. Rationale and techniques of intra-operative hyperthermic intraperitoneal chemotherapy. *Cancer Treat Rev* 2001; 27:365-74.

35. Yan T, Deraco M, Baratti D, Kusamura S et al. Cytoreductive surgery and hyperthermic intraperitoneal chemotherapy for malignant peritoneal mesotelioma: multi-institutional experience. *J Clin Oncol* 2009; 27:6237-42.

36. Yan TD, Black D, Savady R, Sugarbaker PH. A systematic review on the efficacy of cytoreductive surgery and perioperative intraperitoneal chemotherapy for

pseudomyxoma peritonei. *Ann Surg Oncol* 2007; 14: 484-92.

NOTAS

53